RECHERCHES

SUR L'EMPLOI

DU SULFATE DE FER

DANS LE TRAITEMENT

DES FIÈVRES INTERMITTENTES.

RECHERCHES

SUR L'EMPLOI

DU SULFATE DE FER

DANS LE TRAITEMENT

DES FIEVRES INTERMITTENTES;

PAR C.-C.-H. MARC,

Docteur en Médecine, Membre des Sociétés de Médecine, Médicale d'Emulation et Galvanique de Paris, et de celle d'Encouragement pour l'Industrie Nationale; Membre Correspondant des Sociétés de Médecine du Département de l'Eure, Physico-Médicale d'Erlangen, et de l'Académie Royale de Madrid.

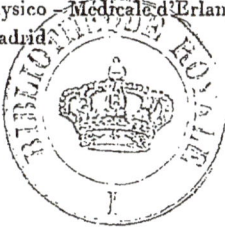

> « *Si quis enim ea, quæ dicta sunt labefactare volet, et nobis absentibus veritas se ipsa defendet.* »
> M. T. Cicero. Acad. Quæst., Lib. II.

PARIS,

CROCHARD, Libraire, rue de l'Ecole de Médecine, N°. 5.

1810.

PRÉFACE.

La cherté et la rareté du quinquina, le peu de soin que l'on donne à sa culture, et la perspective affligeante qui en résulte, de voir un jour la patrie de cette écorce précieuse ne plus en fournir suffisamment à nos besoins ; telles sont les considérations qui ont dû exciter à la fois la sollicitude des Gouvernemens et l'émulation des médecins. De nombreux succédanés indigènes ont été proposés, sans qu'aucun d'eux n'ait légitimé les espérances qu'on en avoit conçues. Peut-être l'arséniate de soude n'entre-t-il pas dans cette cathégorie ; mais outre que les médecins ne sont point parfaitement d'accord sur les suites que ce médicament peut entraîner, il faut encore avouer que la moindre négligence dans sa préparation pourroit causer les résultats les plus funestes.

Entouré de fiévreux indigens qui réclamoient mes soins ; contrarié par l'impossibilité dans laquelle j'étois de leur administrer l'écorce du Pérou, montée, il y a deux ans, à un prix excessif ; fatigué du peu de succès que j'obtenois des amers indigènes, je

*fus conduit, ainsi que je l'expliquerai dans
cet écrit, à essayer le sulfate de fer. Je
communiquai, peu de temps après, mes
premières observations à la Société de Médecine de Paris. Elle encouragea mes efforts
en les consignant dans son Recueil périodi-
que (janvier 1809), et en m'engageant à pour-
suivre mes tentatives. J'ai tâché de répondre,
autant qu'il m'a été possible, à l'accueil que
cette réunion savante me fit, et je lui ai com-
muniqué les resultats ultérieurs de mes recherches. Elle les a fait insérer dans son Journal
de septembre et d'octobre 1810.*

*Si en réunissant aujourd'hui mes trois Mé-
moires en un seul recueil, je cherche à leur
donner une plus grande publicité, l'amour-
propre n'entre pour rien dans cette résolution;
elle est dictée seulement par mon désir bien
prononcé de propager parmi mes confrères la
connaissance d'un moyen dont j'ai exposé, avec
franchise et verité, les avantages. Je le sou-
mets à leur expérience et à leur impartialité.*

RECHERCHES

SUR

L'EMPLOI DU SULFATE DE FER

DANS LE TRAITEMENT

DES FIÈVRES INTERMITTENTES.

~~~~~~~~

PREMIER MÉMOIRE.

LE quartier de Paris que j'habite (1) est, plus que tout autre, exposé aux fièvres intermittentes; depuis quelques années surtout, elles ont semblé redoubler d'énergie et de fréquence. Je crois pouvoir signaler comme principales causes de ce fléau, les circonstances qui suivent :

1°. Voisinage de plusieurs étangs, peu profonds, vaseux, et qui ne se couvrent d'eau qu'en hiver, où ils servent à appro-

---

(1) A l'époque où j'écrivis ce Mémoire, je demeurois hors la barrière de l'Oursine, au Petit-Gentilly.

visionner de glaces les glacières de l'endroit.

2°. Bâtards d'eau établis par les nombreux blanchisseurs dont les ateliers bordent la petite rivière de Bièvre, et en ralentissent considérablement le cours. Cette rivière, naturellement bourbeuse, manque presque toujours d'eau dans les grandes sécheresses qui suivent l'été, et produit alors des émanations marécageuses assez sensibles pour affecter désagréablement l'odorat.

3°. Abondance, bas prix et mauvaise qualité du vin. La grande partie des habitations du Petit-Gentilly ou de la Glacière, n'est occupée que par des marchands de vin et des blanchisseurs. Le vin ne payant pas d'entrée, ne s'y vend ordinairement que 4 sous le litre, et c'est en dire assez, en assurant que, dans la règle, la qualité est inférieure au prix. La proximité des guinguettes, le bon marché et le mauvais exemple donnent lieu à l'intempérance et aux divers excès qui en dépendent. Il n'est pas rare, entr'autres, de voir des hommes et des femmes ivres, cuver leur vin à la belle étoile.

4°. Les moyens d'industrie. La Glacière n'est composée que de marchands de vin,

de blanchisseurs, et de quelques jardiniers-
maraichers. Les deux dernières classes sont
laborieuses; mais leurs occupations indiquent
assez, combien elles sont exposées à l'action
des causes propres à décider des fièvres intermittentes. La première classe est, pour ainsi
dire, forcée par état, de commettre de fréquens excès en boisson, et fatigue beaucoup,
non-seulement par cette raison; mais encore,
parcequ'elle est obligée de sacrifier une partie du repos de la nuit à l'imperturbable per-
sévérance des buveurs.

5°. Enfin, l'apathie toujours croissante du
bas peuple pour tout ce qui concerne sa santé,
ainsi que le traitement irrationnel de certains
officiers de santé du faubourg. Il est des habi-
tans de la Glacière et des quartiers environ-
nans, qui abandonnent les fièvres intermittentes entièrement à la nature: aussi n'est il pas
rare d'entendre parler de fièvres tierces, qui
ordinairement se convertissent en quartes, et
durent un an, un an et demi et plus. D'autres,
moins indolens, réclament, à la vérité, les
secours de l'art; mais ils ne s'en trouvent
guère mieux : livrés à la routine et à l'impé-
ritie, ils éprouvent tous les inconvéniens de
la méthode évacuante appliquée sans choix

et sans mesure. Des vomitifs, des purgatifs réitérés à l'excès, des boissons insipides et délayantes éternisent les accès et leur impriment souvent un caractère ataxique nullement dépendant de la constitution épidémique. Enfin, le quinquina et généralement les toniques ne sont connus que de nom ; et lorsque le hasard ou le caprice font recourir à ces moyens, la dose en est tellement insignifiante, qu'elle ne produit, tout au plus, qu'un effet passager ; et qu'elle ne garantit presque jamais des rechutes.

Les fièvres automnales que j'ai eu occasion d'observer cette année, m'ont offert un caractère d'opiniâtreté que le quinquina même n'a pu vaincre qu'avec peine. Cette substance, d'ailleurs si difficile à se procurer dans les circonstances actuelles, est d'un prix trop élevé, pour qu'on puisse l'administrer largement chez des malheureux qui, ne vivant que du produit d'un travail manuel journalier, repousseroient bientôt un moyen auquel la modicité de leur fortune ne leur permet point d'atteindre. Il s'agissoit donc de trouver un médicament qui, en remplissant les mêmes indications générales que le quinquina, offriroit, en outre, l'avantage d'être, par son bas prix, à la portée de l'indigent.

Je connoissois les succès qu'on peut obtenir des amers végétaux que l'on a substitués au quinquina; mais je savois aussi que l'énergie de leur action ne pouvoit entrer en parallèle avec celle de l'écorce du Pérou ; je n'ignorois pas, non plus, que le degré d'efficacité des médicamens tirés du règne végétal, dépend, plus souvent qu'on ne le pense, du sol sur lequel les végétaux naissent ; ainsi que de la saison où on les récolte, et que ces différences, qui n'ont pu être déterminées rigoureusement jusqu'à ce jour, sont, peut-être, une des principales causes de la divergence des résultats obtenus d'un même végétal par les divers médecins.

En conséquence, je dirigeai mes recherches vers le règne minéral, et le fer dut naturellement se présenter le premier à mon idée. Effectivement, la limaille de fer, ce puissant tonique, et qui paroît surtout exercer une action éminente sur la contractilité vasculaire, avoit été employée avec succès par quelques médecins nationaux et étrangers, dans la guérison des fièvres intermittentes rebelles. Moi-même je l'avois administrée deux ou trois fois en pareil cas ; mais je m'étais aperçu qu'elle étoit d'une digestion tellement pénible, que je n'osois la continuer à haute dose ; ce n'étoit cependant que sous cette seule condition qu'on devoit en attendre quelque résultat prompt et satisfaisant.

Je cherchai, en conséquence, une combinaison peu dispendieuse, dans laquelle le fer dissous n'offriroit point les mêmes difficultés aux voies digestives, et je m'arrêtai au sulfate de fer ou vitriol martial. Je vais présenter un extrait des expériences que j'ai faites jusqu'à ce jour.

1ère. *Observ.* Etienne C***, âgé de trente-deux ans., de stature petite et ramassée, d'un tempérament colérique-sanguin, avoit été atteint, depuis deux ans., de fièvres, tantôt tierces, tantôt quartes, et qui n'avoient cédé qu'avec peine à l'usage copieux et prolongé du quinquina. Toutefois la santé du malade se rétablit, et pendant sept mois elle n'éprouva aucune altération.

Au commencement du mois de juillet dernier, il fut atteint d'une fièvre quotidienne, qui, au bout de trois accès, se convertit en tierce. Après avoir donné un grain de tartre stibié et trois gros de tartre solube en layage je procédai de suite à l'emploi du vin de Seguin. La fièvre disparut pendant quelques jours ; mais, malgré la continuation non interrompue de ce moyen, la maladie se déclara de nouveau avec le type quarte. Je prescrivis alors une infusion de quinquina exquis dans du vin de Malaga, auquel le laudanum liquide avoit été ajouté pour calmer quelques symptômes nerveux. Outre cette infusion, je mis le malade à l'usage de la petite centaurée, mais la fièvre résista à mes efforts. Etat toujours croissant de gastricité, vomissemens douloureux, teint hépatique, embarras de l'épigastre et des hypocondres, diaphorèse intense, d'ailleurs nulle affection organique. J'ordonnai le 11 octobre trente-cinq grains de sulfate de fer dissous dans une pinte d'eau, et dont je fis prendre, en deux doses, deux verres par jour, équivalant à peu près à une demi-pinte ou dix-sept grains de sulfate. Le lendemain, accès fébrile prolongé : le surlendemain, continuation du médicament jusqu'au jour de l'accès ; mais la fièvre ne reparut plus : toutefois je crus ne pas devoir interrompre l'usage du sulfate de fer pendant huit jours encore, et je parvins à dissiper entièrement les restes de gastricité ; le teint est devenu clair, l'appétit s'est rétabli, en un mot, le malade jouit jusqu'à ce jour d'une excellente santé.

2e. *Observ*. Catherine C***, âgée de trente ans environ, cuisinière, non mariée, ayant quelque disposition à la chlorose, fut atteinte d'une fièvre quarte. Après le second accès, un léger minoratif précéda immédiatement l'usage du sulfate de fer à la dose déjà indiquée. La fièvre cessa de reparoître après la première pinte de liqueur martiale, dont pendant quelques jours encore l'usage fut continué : la malade est complétement rétablie.

3e. *Observ*. Roussel, âgé de quarante ans, journalier, phlegmatique, affaissé par des chagrins domestiques et par une nourriture peu proportionnée aux travaux fatigans auxquels il se livre, fut atteint, il y a trois mois, d'une fièvre tierce, qui bientôt dégénéra en quarte. Cinq vomitifs, trois purgatifs et deux grands verres d'urine, qu'on lui avait conseillé d'avaler, non-seulement décidèrent une intensité bien plus marquée des accès; mais entraînèrent en même temps une atonie constitutionnelle, caractérisée principalement par une bouffissure générale : c'est dans cet état que le malade me consulta. Même médicament, mêmes doses d'abord. Les deux premiers verres furent pris la veille de l'accès, qui reparut le lendemain sans frisson, et fut de courte durée : pendant l'intervalle apyrexique, trois verres de liqueur par jour, correspondant à vingt-sept grains de sulfate de fer. Disparution des accès; au bout de quelques jours, disparution de la bouffissure et rétablissement des forces assez marqué pour permettre au malade de reprendre ses travaux : il a pris en tout un gros et trois grains sulfate de fer.

4ᵉ. *Observ.* Le même individu, après s'être livré, pendant douze jours, à ses occupations habituelles, entreprit un travail pénible qui l'exposa au froid et à l'humidité, depuis neuf heures du matin jusqu'à midi. Le bas-ventre et les extrémités inférieures furent considérablement mouillées, et le malade passa le reste de la journée sans changer de vêtemens. Le soir, la fièvre reparut par un frisson intense et dura toute la nuit. Le lendemain, Roussel étant venu me voir, je lui donnai une pinte de liqueur contenant un gros de sulfate de fer, et je lui ordonnai de prendre la dose entière en deux jours de temps. Il crut bien faire, et se débarrasser plus sûrement de la maladie,

en avalant le tout en peu d'heures : cette dose
ne produisit point d'effet fâcheux ; au contraire, le malade assura s'être senti beaucoup
mieux disposé, et avoir eu, ce sont ses
propres expressions, *un appétit d'enfer ;* mais
le quatrième jour, la fièvre se déclara de
nouveau par une espèce de flux indolent,
appelé hépatique (1). Je regardai ce flux
comme critique, parceque le malade, loin
d'en être affoibli, en ressentit un soulagement
sensible, et qu'il me dit avoir déjà éprouvé
avec avantage une semblable excrétion deux
ans avant. Le présage funeste de Torti, lorsqu'e, dans sa thérapeutique spéciale, il parle
d'une fièvre intermittente masquée sous ce
symptôme, et qu'il appelle *febris hepatica*

---

(1) Vogel dit avec raison : « *Videtur malum, ex
arteriis intestinorum relaxatis, vel ex venis quoque
rectiùs derivari posse, quæ proptereà sanguinis tenuioris
portionem commodè transmittunt. Hæcque sententia,
non solum symptomatibus morbi respondet, quod sci-
licet dejectio sine dolore fit et diù trahit, sed ipsa
autopsia confirmata fuit, dum in cadavere non solum
turgidæ mesenterii venæ ac arteriæ repertæ, sed ipsa
ilei, coli ac recti interna superficies punctulis rubris
obsessa visa est, unde adeo guttulæ sanguinis exprimi
potuere.* »

vel

vel subcruenta, ne m'effraya donc pas; mais je crus prudent de suspendre provisoire-ment le sulfate de fer, que je remplaçai par une infusion de camomille. Le flux assez co-pieux, dont je viens de parler, cessa, pour ainsi dire, avec le paroxysme; mais je vou-lus attendre une prochaine invasion fébrile avant de me déterminer. La fièvre reparut en effet, mais sans l'excrétion dont il vient d'être question, et ne présenta rien de par-ticulier. En conséquence je fis reprendre l'u-sage du sulfate de fer, dont j'ordonnai trois verres, c'est-à-dire, 54 grains par jour : l'accès manqua; toutefois je fis continuer ce moyen à la même dose, et je vis, à ma satis-faction, l'accès suivant manquer comme l'autre. Alors je diminuai d'un verre ou de dix-huit grains la dose journalière du sulfate martial, et je fis boire en même temps, quoiqu'à certains intervalles, une infusion de petite centaurée : le malade est rétabli.

5e. *Observ.* La fille du malade précédent, âgée de dix mois, d'une bonne constitution, et n'ayant jamais été malade, fut atteinte d'une fièvre quarte : six accès s'étoient écoulés avant qu'on ne me la présentât. La fièvre

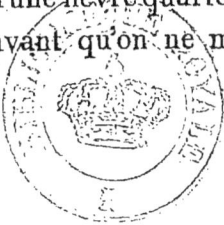

2

n'offroit aucun caractère fâcheux ; mais l'enfant avoit depuis plusieurs jours un dévoiement
assez abondant, exempt de douleurs, et que
la mère attribuoit au travail de la dentition.
J'ordonnai le sirop de chicorée composé de
rhubarbe, et au bout de deux jours la diarrhée
cessa ; la fièvre néanmoins suivoit toujours sa
marche. Je crus devoir recourir à la dissolution martiale édulcorée avec un peu de
sucre, et dont je fis prendre trois fortes
cuillerées par jour, répondant à peu près à
six grains. Disparution de l'accès après les
premiers douze grains ; j'ai fait continuer le
même médicament pendant six jours encore :
l'enfant s'est toujours bien porté depuis.

6ᵉ. *Observ.* Monsieur J—in, âgé de 20 à
24 ans environ, taille élancée, maigre, teint
brun, tempérament phlegmatique-sanguin ;
fut atteint d'une fièvre tierce à la suite d'un
voyage où il avoit éprouvé quelques fatigues ;
cinq accès avoient déjà eu lieu, lorsqu'un de
ses amis, qui m'avoit vu administrer avec
succès le sulfate de fer, lui conseilla ce
moyen ; après s'être purgé, le malade l'em-
ploya à la dose de dix-sept grains par jour : il
n'eut plus que trois accès. Le jour où je le
vis pour la première fois, la fièvre l'avoit

quitté de la veille : il est à remarquer que,
du moment où ce malade s'est mis à l'usage de
la dissolution martiale, les accès ont recu-
lé, et ont diminué progressivement d'intensité.

Telles sont les observations que j'ai eu
occasion de faire jusqu'à ce jour ; je proteste
les avoir exposées dans le même ordre qu'elles
se sont présentées ; si je n'ai point parlé de
non-succès, c'est que j'ai eu le bonheur de
ne pas en remarquer ; ce bonheur tient-il
au hasard ou à l'efficacité du moyen ? C'est
ce que, sous peu, je pourrai constater moi-
même par les nouvelles observations qui me
restent à faire, et dont je me ferai un devoir
de rendre compte à la société ; toutefois,
s'il est permis de tirer des inductions des six
faits précédens, il me semble qu'on peut en
conclure que, si le sulfate de fer ne coupe
peut-être pas aussi promptement les fièvres
intermittentes, que l'écorce du Pérou, il les
arrête au moins avec sûreté, lorsqu'on per-
siste dans son emploi. Au surplus, puisqu'il
est de ces mêmes maladies réfractaires à de
hautes doses de quinquina, il peut s'en présenter qui résistent également à l'action du
sulfate martial.

Jusqu'à quel point le sulfate de fer peut-il être employé dans les fièvres intermittentes pernicieuses, et quels sont les médicamens auxquels il faut le combiner pour produire une excitation rapide et pénétrante, que ce moyen ne peut produire à lui seul, mais qu'il est très-susceptible de soutenir? Telle est la question importante qui s'offre, et que l'expérience seule peut décider.

On a vu que j'ai employé le sulfate de fer à des doses assez fortes; mais je n'ai point remarqué qu'il produisît les vomissemens dont se plaignent quelques médecins qui ont administré ce moyen, à une dose bien moindre, dans les affections vermineuses. Cette circonstance tiendroit-elle à un mode particulier de sensibilité de l'estomac dans ces mêmes affections? Je ne le pense pas, et je présume plutôt qu'elle est due à une portion de sulfate de cuivre, qui très-souvent altère la pureté du sulfate de fer obtenu des pyrites; aussi est-il prudent d'essayer celui qu'on veut employer, en en faisant dissoudre une petite quantité dans un volume suffisant d'eau, et en y laissant plongée, pendant quelques heures, une lame de fer poli, sur laquelle le cuivre, s'il en existe, se dépose sous forme métallique. Je remarquerai que j'ai toujours employé du sulfate de fer très-pur, et dans lequel le métal se rapprochoit, autant que possible, du maximum d'oxydation; c'est-à-dire, que j'ai donné la préférence au sulfate de fer le plus foncé en couleur.

Les nouvelles expériences que j'ai eu occasion d'entreprendre, depuis peu de jours, sur des fièvres intermittentes anciennes, me confirment dans l'opinion que le sulfate de fer supprime le frisson fébrile dès les premières doses, et qu'il change l'heure des accès, le plus souvent en les faisant reculer.

Enfin, je termine par inviter les praticiens à répéter ces expériences, sans prévention ni pour, ni contre le moyen; et à déterminer son mérite réel par cette observation rigoureuse, à laquelle la pratique des hôpitaux peut principalement se prêter. Je suis loin de m'enthousiasmer pour le remède que je signale; il peut, comme les autres fébrifuges, devenir insuffisant et même dangereux dans certains cas; mais, je le répète, ces exceptions, que je désire moi-même voir déterminer avec franchise et exactitude, ne peuvent devenir un titre de proscription contre un médicament, que l'extrême bon marché rend important dans les circonstances actuelles.

Rapport et réflexions sur ce Mémoire ; par M. le docteur EMONNOT.

L'auteur de ce mémoire, après avoir assigné les différentes causes locales des nombreuses fièvres qui règnent dans le quartier de Paris qu'il habite (1), nous rapelle les difficultés qu'éprouve la classe ouvrière pour se procurer du quinquina, pour se le procurer bon et en suffisante quantité, et fait sentir toute l'utilité et l'importance d'un remède qui pourroit le remplacer ou au moins le suppléer. Peu satisfait des moyens équivoques que la pratique a puisé jusqu'ici dans le règne végétal, M. Marc a dirigé ses recherches vers les minéraux ; et le fer, comme un des plus puissans toniques de la nature, s'est d'abord présenté à sa pensée. Il avoit essayé la limaille, mais il avoit été bientôt contraint de l'abandonner, à cause de ses mauvais effets sur les organes de la digestion, et encore à raison de l'impossibilité de la faire supporter à haute dose et pendant un

---

(1) La Glacière.

temps assez long. Il pensa que la sulfate de fer n'auroit pas les mêmes inconvéniens, et il en tenta l'usage. C'est le résultat de ces essais qui fait l'objet du mémoire qu'il vous a présenté et que j'ai été chargé d'examiner.

M. Marc a administré le sulfate de fer à six malades, et a obtenu, chez chacun d'eux, un succès complet. Le remède a opéré efficacement, promptement, et n'a présenté d'ailleurs aucun inconvénient.

Pris, une fois entr'autres, témérairement et contre la prescription du médecin, à la dose d'un gros en peu d'heures, il ne produisit sur l'estomac d'autre effet que d'augmenter l'appétit.

Un enfant de dix mois, atteint d'une fièvre quarte, en prit douze grains en deux jours, et fut guéri le troisième.

Un autre malade, qui avoit aussi la fièvre quarte, et contre laquelle avoient échoué le vin de Seguin et une autre préparation de quinquina, fut guéri, le troisième jour également, après avoir pris chacun des deux jours précédens dix-sept grains de sulfate de fer dans deux verres d'eau.

Deux autres fièvres quartes cédèrent aussi, l'une à cette même dose de dix-sept grains répétée deux jours de suite, l'autre à soixante-onze grains en sept doses.

Enfin, un sixième malade, en proie à une fièvre tierce depuis dix jours, prit aussi dix-sept grains par jour; il n'eut plus que trois accès, et chacun d'eux diminua progressivement d'intensité.

A ces six observations, dont le résultat est frappant, j'en ajouterai une septième qui m'est propre, et qui sans être, à beaucoup près, aussi concluante que les précédentes, est pourtant de nature à soutenir la prévention qu'elles ont fait naître.

Je donnois des soins à un malade atteint d'une fièvre double - quarte, et que j'avois déjà guéri cinq ou six fois de fièvres intermittentes de différens types depuis deux ans. Je résolus de lui appliquer le remède proposé par M. Marc; je lui en fis prendre douze grains seulement dans deux verres d'eau le premier jour, et dix-huit grains en trois verres chacun des jours suivans. j'avois commencé l'usage du remède le 9 décembre dernier.

Le 11, l'accès fut moindre et le frisson presque nul.

Le 13, la fièvre retarda de deux heures; accès plus court que le précédent.

Le 14, qui étoit le jour de l'accès *rédupli-quant*, la fièvre fut moindre encore et de plus courte durée.

Le 16 et le 17, exacerbation encore plus légère.

Le 19 et le 20, accès de même durée et de même intensité que les derniers, plus de diminution.

Le 20, jour de l'apyrexie, au lieu de dix-huit grains j'en prescrivis vingt-quatre dans quatre verres d'eau, et je continuai à cette dose jusqu'au 25 décembre inclusivement.

Les 21, 22, 24 et 25, les accès toujours légers ne laissèrent pas d'avoir lieu; néanmoins ils ne décroissoient plus, ils étoient toujours marqués par un peu de frisson; le malade se plaignit d'ailleurs le 25 de quelqu'irritation d'entrailles; j'abandonnai le sulfate de fer et prescrivis le quinquina : la fièvre n'a plus reparu.

Quoique le remède proposé par M. Marc n'ait point eu, dans ce dernier cas, tout l'hon-neur de la cure, il n'est pas moins incontestable que la fièvre fut sensiblement moins intense dès les premières doses, et que pendant les dix jours suivans les accès diminuèrent encore d'une manière notable ; de telle sorte qu'il ne restoit presque rien à faire au quinquina.

Au reste, si quelque chose étonne dans les faits de pratique présentés par M. Marc, ce n'est point la guérison de quelques fièvres intermittentes par une préparation martiale ; c'est le succès constant et la rapidité du succès de cette préparation. Dans tous les temps, et surtout avant la conquête du quinquina, les médecins ont cherché à guérir, et par fois ont guéri en effet les fièvres de cette nature avec le fer diversement préparé. Le sel de Mars de Rivière, non moins tonique, mais peut-être moins astringent que le sulfate de fer ; la teinture de Mars de Mynsicht, remède trop négligé, étoient regardés, et avec raison, comme de bons fébrifuges dans ces fièvres intermittentes, *quæ pendent à debilitate et glutinositate*, suivant la pensée et l'expression de Boërhaave. Mais que le sulfate martial, pris à de foibles doses et à des intervalles assez longs, guérisse, dans l'espace de peu de jours, la fièvre quarte (même ancienne et ayant résisté au quinquina, *voy. la* 1$_{re}$ *Obs.*), et qu'il ait guéri autant de fois qu'on l'a employé ; cet *air* de spécifité, si je puis parler ainsi, a de quoi surprendre, et on est porté

à craindre que les nouvelles épreuves, auxquelles ce remède sera sans doute soumis,
n'aient pas toujours des résultats aussi uni-
formes et aussi prompts.

Quoi qu'il en soit, au surplus, de ce médicament et de son degré d'efficacité, le mémoire
de M. Marc est l'ouvrage d'un observateur
exact ; il est écrit dans un bon esprit et an-
nonce un médecin circonspect et plein de
véracité. Nous devons désirer que les praticiens connoissent et répètent les expériences
qui ont si bien réussi à l'auteur.

DEUXIEME MÉMOIRE.

Je vais remplir l'engagement que j'ai con-
tracté envers la Société, de lui communiquer
les résultats de mes expériences sur le traitement des fièvres intermittentes par le sulfate
de fer.

7ᵉ. *Observation.* Marie-Jeanne Guenaud,
âgée de 45 ans, jardinière, affoiblie par
douze couches, dont trois laborieuses, et
dont une détermina un prolapsus utérin,
avoit éprouvé, depuis quatre mois, une amé-
norrhée à la suite d'une forte frayeur : (elle
avoit placé la nuit son enfant à côté d'elle,

et le trouva étouffé le matin) : une fièvre
quarte s'étoit déclarée aussitôt. Les occupations du jardinage, auxquelles la malade
étoit obligée de se livrer, la mort de son
mari et de son enfant, la nécessité de trans-
porter elle-même, tous les jours de grand
matin, de fortes charges de légumes à la
Halle ; toutes ces circonstances, dis-je, en-
tretinrent puissamment la maladie, qu'elle
avoit d'ailleurs cru devoir abandonner à la
nature.

Infiltration des extrémités inférieures,
lassitudes excessives, douleurs articulaires,
leucorrhée abondante, teint jaune presque
plombé, tel étoit l'état où se trouvoit cette
infortunée lorsqu'elle se présenta chez moi le
17 novembre 1808.

Le même jour au soir, elle prit un verre
de liqueur martiale, contenant un quart de
gros de sulfate de fer. Le 18, fièvre, pour la
première fois sans frisson. Le 19 et le 20,
trois verres de liqueur par jour.

Le 21, fièvre sans frisson, quoique la
veille la malade eût été traversée par la pluie.
Plus de douleurs articulaires, changement
notable du teint, meilleur appétit.

J'ordonnai quatre verres de liqueur mar-

tiale, c'est-à-dire, un gros de sulfate de fer
par jour.

Le 24, point de fièvre.

J'ai fait continuer le sulfate de fer pendant
quelques jours encore; la leucorrhée a considérablement diminué, l'infiltration est dissipée, l'appétit est bon et les forces sont
rétablies.

8ᵉ. *Observ.* Le fils de la précédente malade, âgé de dix ans, fut atteint presqu'en
même temps qu'elle d'une fièvre quotidienne
accompagnée d'un léger délire. Je vis le malade pour la première fois le même jour que
sa mère, c'est-à-dire, le 17 novembre 1808 ;
il offroit les symptômes suivans :

Bouffissure générale, teint blême tirant
sur le jaune, dilatation extrême des pupilles,
douleurs épigastriques, bas - ventre dur,
tendu.

Le 17 au matin, un tiers de verre; la fièvre
paroît à une heure sans frisson.

Le 18, deux tiers de verre en trois fois; la
fièvre ne paroît point.

Le 19, deux tiers de verre ; l'accès a
lieu.

Le 20, même dose ; point d'accès.

Le 21, même dose ; un tiers de verre,

pris à l'instant même de l'accès, est rejeté
par le vomissement.

Le 22, un verre, c'est-à-dire, un quart de
gros sulfate de fer par jour.

Le 23, accès fébrile peu prononcé.

Le 24, continuation de la même dose.

Le 25, la fièvre a quitté le malade, auquel j'ai cependant encore fait continuer le
médicament. J'ai remarqué que l'aspect de
cet enfant offroit un changement très-favo-
rable; la dilatation des pupilles n'existoit
plus, et la bouffissure étoit presqu'entièrement dissipée.

On observera que le type quotidien s'est
converti en tierce dès la première dose.

Le prompt succès du traitement dans les
deux cas que je viens de rapporter, m'a
d'autant plus surpris que ces deux malades
occupoient une chambre basse, humide,
et que la mère s'exposoit tous le jours à
la pluie, à la rosée et aux brouillards du
matin.

J'ai revu ces deux individus après plusieurs
mois, et je les ai trouvé bien portans.

9e. *Observ.* Stanislas, cordonnier, âgé de
45 ans environ, a eu, sans interruption pendant quatorze mois, et malgré l'administra-

tion du quinquina à assez haute dose, une fièvre quarte. Intervalle apyrexique d'un mois, puis retour de la fièvre, dont les accès se prolongent encore pendant trois semaines. Second intervalle apyrexique d'un mois, suivi de nouveaux accès qui avoient continué depuis quatre semaines, lorsque le malade vint me trouver : c'étoit le 25 novembre 1808.

Je remarquai un embarras des hypocondres et de l'épigastre, un teint jaunâtre ainsi qu'un extrême abattement ; l'accès préludoit lorsque le malade s'est présenté chez moi, et il se déclara une demi-heure après.

Le lendemain 26, Stanislas commença le traitement par un gros de sulfate de fer. Le 27, même dose. Le 28, point de fièvre, mais seulement une légère céphalalgie à l'heure de l'accès.

Le 29 et le 30, un gros chaque jour. Le 4 décembre, apyrexie, céphalalgie moindre, rétablissement bien marqué des forces. J'ai revu ce malade au bout de six semaines, il n'avoit éprouvé aucune rechute.

10e. *Observ.* Victoire Deshayes, blanchisseuse, âgée de 22 ans, belle brune, d'une constitution forte, étoit atteinte d'une fièvre quarte depuis trois mois. Le 22 novembre, surlendemain de l'accès, elle prend trois verres de liqueur martiale, ou 54 grains de sulfate de fer. Le 23, l'accès avance d'une heure : il est sans frisson ; amélioration du teint, embarras gastrique moindre. Le 26, accès à six heures du soir au lieu de midi : un gros de sulfate de fer par jour. Le 29, accès intense avec frisson ; trois autres accès le 2, le 5 et le 8 novembre. La malade renonce au traitement.

11ᵉ. *Observ.* La mère, âgée d'environ 60 ans, et le fils, âgé de 22 ans, me sont envoyés par M. le docteur Bouvier, médecin de S. A. I. Madame Mère. Je leur ordonne le sulfate de fer à la dose d'un gros par jour.

La mère, dégoûtée du médicament dès la première dose, renonce au traitement. Le fils, d'un tempérament sanguin, après avoir pris environ trois gros de sulfate de fer, est atteint d'un saignement du nez très-abondant, et qui termine la fièvre.

12ᵉ. *Observ.* J'ai observé le même phénomène chez une jeune fille de 12 ans, non encore réglée, et qui, affectée d'une fièvre quarte, étoit venue me consulter à peu près

à

à la même époque que les précédens malades.

13ᵉ. *Observ.* Le domestique de M. le docteur Levacher de la Feutrie étoit atteint,
depuis plusieurs mois, d'une fièvre quarte
qui avoit résisté au quinquina et autres fébrifuges. M. Levacher crut devoir tenter le
sulfate de fer, lequel occasionna une diarrhée copieuse, qui termina la maladie. J'ai
revu ce malade un an après, sa santé n'avoit
éprouvé aucune altération.

14ᵉ. *Observ.* M...., cocher, âgé de 36 à 40
ans, d'un tempérament bilieux, avoit suivi
ses maîtres de la province à Paris. Je le vis
vers le milieu du mois de mai 1809, et le trou-
vai atteint d'une fièvre quarte qui duroit depuis six semaines; son teint étoit jaune, le
bas-ventre tendu et dur; la langue chargée;
il y avoit en outre constipation, toux nerveuse,
accès avec frisson intense, quelquefois léger
délire. Le malade regardoit comme cause de
sa maladie, un violent chagrin que lui avoit
fait éprouver la perte presque simultanée
de ses deux enfans, morts de la petite vé-
role. L'administration de deux grains de tartre stibié et d'un minoratif augmenta l'état
saburral et nerveux. Je recourus au quinquina allié aux opiacés; l'accès disparut

3

pendant huit jours pour revenir avec une
nouvelle force. Je continuai d'administrer
l'écorce du Pérou jusqu'à une once par jour,
sans cependant obtenir de succès. Ce fut alors
que je me décidai à donner le sulfate de fer,
dont le malade a pris en tout six gros en six
pintes d'eau : il a consommé cette quantité en
huit jours de temps; la fièvre a disparu de
suite, les fonctions du bas-ventre se sont rétablies, le teint s'est amélioré et la toux nerveuse a cessé. Je dois dire qu'après la dispa-
rition de la fièvre, j'ai mis le malade à
l'usage d'une infusion de petite centaurée.

15ᵉ. *Observ*. On attribue principalement
aux fouilles que nécessita le creusage du canal
de l'Ourcq, les fièvres intermittentes rebelles
qui se déclarèrent, il y a deux ans, à Bondi
près Paris.

Mᵐᵉ. B...n, qui habitoit alternativement ces
deux endroits, ressentit, une des premières,
l'influence de l'épidémie.

Cette dame, âgée de 42 ans, bien portante
avant sa maladie, étoit affectée, depuis 15
mois, d'une fièvre quarte, lorsqu'elle réclama
mes secours. Il me parut que dans les com-
mencemens on avoit trop insisté sur la méthode évacuante, et que le quinquina n'avoit

pas été donné à une dose suffisante. Malgré la
remarque que me fit la malade, que le quinquina lui répugnoit, et qu'elle ne pouvoit le supporter sous aucune forme, je crus néanmoins
devoir tenter ce moyen, que je donnois jusqu'à
présent de préférence à tous les malades
auxquels leurs moyens pécuniaires permet-
toient de l'administrer. Je prescrivis : *R. corti-
cis Peruviani eximii unciam unam, tartari
emetici grana xij, extracti thebaïci mucosi
grana x, carbonatis potassæ drachmam
unam. Fiat cum sufficiente quantitate sy-
rupi corticum aurantiorum electuarium. De-
tur, signetur :* on en prendra par jour quatre
cuillerées à café combles.

Le même jour, veille de l'accès, elle prit
deux cuillerées du médicament.

Le 10, à dix heures du matin, elle en prend
une cuillerée; l'accès se déclare à midi, pré-
cédé et accompagné de spasmes intenses : il
se termine trois heures plus tôt qu'à l'ordi-
naire.

Le 9, spasmes violens occasionnés par le
quinquina, qu'elle dit ne pas pouvoir supporter.

Le 10, elle me reproche de ne pas vouloir
lui administrer le médicament avec lequel,

lui a-t-on dit, j'ai guéri plusieurs fiévreux. Je
me décide à lui ordonner une dissolution
d'un gros de sulfate de fer (1).

Le 11, elle prend un demi-verre de cette
dissolution, répondant à 9 grains de sel. L'extrême irritabilité de la malade m'avoit fait un
devoir de commencer par une petite dose,
afin de voir comment elle supporteroit le
médicament. L'accès retarda de trois heures,
et le frisson fut bien moindre.

Le 12, elle prend un verre de dissolution
et un lavement composé d'une once de quinquina en poudre très-fine, de deux gros de
poudre de valériane triturés avec un gros de
carbonate de potasse.

Le 13, deux verres de dissolution et un
lavement pareil au précédent. Accès, mens-
truation, spasmes.

Le 14, continuation des lavemens, mais
avec une simple décoction de quinquina.

Le 15, spasmes, syncopes; cessation des
lavemens. J'ordonne 4 verres par jour de dis-

_____

(1) Des considérations particulières, et telles qu'il
s'en rencontre souvent dans la pratique, m'avoient
empêché de débuter par un médicament peu usité, et
contre lequel il existe encore beaucoup de prévention,
puisque bien des personnes le regardent comme un
poison.

...lution ; la malade déclare qu'elle n'en prendra que trois. En conséquence, je fais ajouter,
sans que la malade s'en doute, un demi-gros
de plus à la dissolution, et lui en fais prendre
trois verres par jour, répondant à 81 grains.

Le 17, point d'accès.

Du 20 au 22, continuation du traitement ;
point d'accès.

Le 23, continuation à un verre ; point d'accès.

Le 26, même prescription ; point d'accès.

Le 3 août, santé parfaite, rétablissement
de l'appétit et des forces ; le teint, auparavant
jaune, est devenu clair.

Le 16 août, rechute, occasionnée par une
dispute assez vive au moment de la mens-
truation, et par quelques écarts de régime.
Sulfate de fer, un gros par jour. La malade
n'en commence l'usage que la veille de son
second accès, qui a lieu le 19, et qui est très-
prolongé.

Le 22, accès très-court.

La malade part le lendemain pour Bondi,
emportant avec elle une once de sulfate de fer
en huit paquets. Après en avoir pris à peu
près la moitié, la fièvre a disparu, et jusqu'à
ce jour, 27 juin 1810, Mme B....n a joui d'une
parfaite santé.

16ᵉ. *Observ.* J'ai traité plusieurs ouvriers de la verrerie de la Garre, affectés de fièvres intermittentes anciennes et récentes; mais me trouvant trop éloigné d'eux, je n'ai pu consigner exactement la marche de leur maladie, qui d'ailleurs n'offroit rien de particulier. Il suffira de dire que le sulfate de fer a fait cesser les accès plus ou moins promptement. Ce même moyen a échoué contre deux fièvres intermittentes sporadiques que j'ai traitées dans l'intérieur de Paris.

17ᵉ. *Observ.* La guérison de la dame qui fait le sujet de la 15ᵉ. observation, ayant excité l'attention du sieur C...., habitant alors Bondi, il distribua du sulfate de fer, par paquets d'un gros, à plusieurs individus de l'endroit, atteints de fièvres intermittentes opiniâtres. Quoique ce moyen ait été administré empiriquement, il réussit sur tous ceux qui l'avoient pris exactement et à assez haute dose. M. le curé de Bondi, entre autres, a été un des premiers à ressentir les effets bienfaisans de ce médicament; il a eu, à la vérité, quelques rechutes; mais elles ont facilement cédé à la première dose de sulfate de fer.

18ᵉ. *Observ.* Au moment où je rédige ces observations, je reçois de M. le docteur Le-

chevrel, du Havre, praticien aussi exercé
qu'instruit, la note suivante :

« L'automne de 1809 nous a procuré peu
de fièvres quartes. Les vallées de Honfleur,
Granville, l'Heure et Ingouville, n'en ont pas
été plus maltraitées que la ville; circonstance
heureuse, vu la rareté et la cherté du quina.
Sur 25 à 30 fièvres que j'ai traitées dans l'arrière-saison, quelques-unes ont facilement
cédé aux vomitifs suivis de l'usage des amers
en tisanes : un plus grand nombre exigèrent le quina en substance ou sa teinture
dans du vin ; mais les malheureux qui ne
pouvoient se procurer ce remède, monté à
un prix effrayant, ont tiré le même secours
de l'usage du sulfate de fer. Après le vomitif, je donnois ce remède dans une décoction amère de petite centaurée ou de camomille ; si l'estomac repoussoit cette boisson,
vraiment dégoûtante à l'œil et au palais, je
faisois incorporer le sulfate avec parties égales de quinquina pulvérulent, dans l'extrait
de genièvre ou la thériaque, et j'en portois
progressivement la dose de 12 à 36 grains par
jour. Ce moyen facile m'a guéri 14 malades
dans l'espace de 12 à 30 jours, dont deux
avoient inutilement pris le quina à forte dose,

et un troisième avoit absorbé deux bouteilles de vin spécifique de Séguin. J'espère avoir l'occasion de reprendre ce remède l'automne prochain, et ne manquerai pas d'en tenir un journal exact, ce que j'avois déjà exécuté l'année dernière, sans pouvoir le retrouver dans ce moment. »

Les deux observations suivantes, faites à l'hôpital Saint - Louis, m'ont été communiquées, l'une, par M. Gougnon, l'autre par M. Moulinié, élèves internes audit hôpital.

19º. *Observ.* Combe (Jean), âgé de 24 ans, soldat de la garde de Paris, d'un tempérament bilieux-lymphatique, est entré dans l'hôpital Saint-Louis, le 10 mai 1810, pour y être traité de la gale et de la fièvre. Le malade avoit tous les soirs, depuis quatre jours, des frissons suivis de chaleur et de moiteur, et qui duroient toute la nuit. Au premier examen qu'il subit, on lui trouva la langue recouverte d'un enduit blanchâtre; les yeux étoient ternes, la face olivâtre, le ventre sec; le malade avoit des douleurs de tête et des envies de vomir.

Le jour même de son entrée on lui donna l'ipécacuanha, et le surlendemain une potion purgative. Les accès qui, auparavant, revenoient tous les soirs, ne reparurent plus que

de deux jours l'un ; le ventre devint libre ; il
n'y avoit plus de douleurs de tête : cependant
le malade étoit foible et n'avoit point d'appétit ; on administra une infusion de camomille et d'arnica , ainsi que trois onces de vin
de quinquina. Ce traitement dura 20 jours
sans que les accès fébriles parussent dimi-
nuer. Alors on ajouta dans la tisane ordi-
naire un demi-gros de sulfate de fer pendant
deux jours. L'accès , à la seconde dose , a
paru moins fort ; on en a donné un gros
le troisième et le quatrième jour : les symptômes ont presque disparu On a continué
l'usage du sel encore deux jours , et le malade ne se plaignant plus de rien , on a sus-
pendu le sulfate de fer ; en continuant la
tisane et le vin de quinquina pendant huit
jours , au bout desquels le malade étant guéri
de la gale , qu'on avoit traitée en même
temps , est sorti parfaitement rétabli , un mois
après son entrée à l'hôpital.

20e. *Observ.* Jean Vacanné , militaire , âgé
de 28 ans, d'un tempérament bilioso-sanguin,
est entré à l'hôpital Saint-Louis le 28 Avril ,
pour y être traité d'une fièvre intermittente
quotidienne et de la carie de l'articulation
phalango-phalangienne du doigt annullaire

droit, suite d'un panaris causé par une forte
contusion. Ce malade avóit éprouvé, trois
mois avant son entrée à l'hôpital, les premiers accès d'une fièvre tierce qui, d'après
quelques symptômes qu'il nous a rapportés,
paroissoit avoir une complication bilieuse ;
mais, depuis le 28 avril, nous avons observé
l'apparition des accès par des frissons, la
petitesse, la fréquence du pouls, la séche-
resse de la peau avec la soif. Au bout de
quatre à cinq heures, une chaleur halitueu-
se, la sueur, etc. ; terminoient l'accès. Le
malade avoit été diversement évacué; le quinquina en poudre à la dose de deux gros,
le vin de quinquina à celle de six onces,
lui étoient administrés tous les jours; quelques
amers indigènes, tels que la petite gentiane,
la centaurée, avoient été aussi employés;
mais l'état du malade étoit resté à peu près
le même. Cependant les douleurs du doigt,
les progrès du mal pressoient l'opération.
L'administration du sulfate de fer, qui avoit
réussi sur quelques fiévreux, fut proposée ;
on en fit prendre pendant quatre jours de
suite un gros dans une pinte d'eau. Les accès fébriles n'eurent plus lieu, l'amputation
du doigt fut pratiquée dans l'articulation

métacarpo-phalangienne , et huit jours après ,
la plaie était entièrement cicatrisée : le malade est en parfaite santé.

RÉFLEXIONS.

En soumettant à la Société les corol-
laires que j'ai cru pouvoir tirer des observations qui précèdent , j'ai regardé comme déplacé de disserter sur la nature des
fièvres intermittentes. Les médecins ins-
truits connoissent ce que la science offre de
certain à ce sujet , et ses côtés incertains
sont trop hypothétiques pour devoir être
examinés dans un travail qui a pour but
d'apprécier le plus rigoureusement possible
une série de faits. Je me bornerai donc à
consigner les inductions générales que j'ai
cru pouvoir tirer tant des observations qui
me sont propres , que de celles qui m'ont été
communiquées. Je me permettrai en outre
quelques raisonnemens pratiques sur les
points qui méritent le plus d'attention.

Le sulfate de fer , considéré comme fé-
brifuge , est aussi efficace que le quinquina.

La vérité de cette assertion m'est démon-
trée par les expériences auxquelles le sulfate
de fer a été soumis. Sur à peu près 25 malades auxquels je l'ai administré, on a vu

que je n'ai échoué que trois fois , encore est-
il à considérer que la profession de la per-
sonne qui fait le sujet de la 10ᵉ observation ,
s'opposoit au succès du médicament. Exposée
tous les jours au froid et à l'humidité , se
permettant d'ailleurs de fréquens écarts de
régime , il est présumable que chez cette malade le quina n'eût point produit des effets
beaucoup plus heureux.

*Si le quinquina peut supprimer des fiè-
vres intermittentes qui ont résisté au sulfate de fer , celui-ci supprime plus souvent
encore des fièvres intermittentes rebelles à
l'écorce du Pérou.* Voyez les observations
1 , 9 , 13 , 14 , 15 , 16 , 18 , 19 , 20. Si on
objectoit que dans l'observation n°. 18 , le
quinquina a été allié au sulfate de fer , je
répondrois que cette écorce y a été mêlée
à une dose trop petite (12 à 36 grains)
pour qu'on puisse lui attribuer les effets
marqués qu'on a obtenus , d'autant ; plus que
ces mêmes fièvres avoient déjà résisté à des
doses de quina beaucoup plus fortes et don-
nées sans addition de substance étrangère.

*Le sulfate de fer est indiqué dans les fièvres
intermittentes récentes comme dans celles anciennes.* Les faits rapportés sous les nᵒˢ. 2 ,
5 , 6 , 16 , viennent à l'appui de ce principe.

La sulfate de fer semble particulièrement
convenir dans les fièvres intermittentes épi-
démiques ; il réussit mieux dans celles
automnales que dans celles vernales. Les
fièvres sporadiques lui résistent plus que les
autres. Cette assertion ne peut être prise
dans un sens absolu : elle n'est relative qu'aux
observations qui me sont propres, ou du
moins dont je connois les sujets. Elle est
peut-être susceptible d'être modifiée par
celles qui pourroient être faites sur un plus
grand nombre d'individus. Ce qu'il y a de certain, c'est que le sulfate de fer, ainsi que le
quinquina, demandent à être employés avec
plus de circonspection dans les fièvres de
printemps que dans celles d'automne. Je re-
viendrai plus bas sur ce point. Quant aux
fièvres sporadiques, on voit par les observations 13, 14 et 16, que, sur quatre cas,
le sulfate de fer a échoué deux fois. Il est vrai
que parmi les deux malades de la 16e. observation, l'un, du sexe féminin, âgé de 15
ans, avoit à lutter contre les horreurs de la
misère, et qu'après avoir pris inutilement
trois gros de sulfate martial, il entra dans
un hôpital. J'ignore ce qu'il est devenu.

Le sulfate de fer est, de tous les fébri-

*fuges proposés jusqu'à ce jour , le moins
dispendieux.*

Il me semble que cet avantage mérite la
considération la plus sérieuse. Si, comme je
n'en doute pas, les expériences qu'on pourra
faire encore confirment celles qui ont déjà
été faites, il résultera de la méthode que je
propose une économie des plus grandes pour
les hôpitaux.

Je choisis parmi mes observations celles
où j'ai pu déterminer le plus exactement la
dose totale de sulfate de fer, employée pour
le traitement complet de personnes adultes.
Il en résulte qu'il a été consommé pour huit
traitemens,

N°. 1. 1re. observation. . . 170 grains.
   2. 3e. . . . . 72.
   3, 4e. . . . . . . 396.
   4. 7e. . . . . . . 342.
   5. 9e. . . . . . . 450.
   6. 14e. . . . . . . 452.
   7. 15e. . . . . . . 324.
   8. idem. . . . . . . 564.

    T O T A L. . . . . 2710 grains.

Ce qui établiroit comme moyenne propor-
tionnelle 338 grains 4/8 par traitement. Que

l'on évalue le prix de cette quantité sur celui
du sulfate de fer, et l'on se persuadera aisé-
ment de la vérité de mon assertion.

Pour produire un effet satisfaisant, le
sulfate de fer doit être administré à haute
dose ; (en général, à un gros par jour chez
les adultes.)

Le plus grand nombre d'observations que
j'ai rapportées vient à l'appui de ce corollaire, qui néanmoins exige quelque restriction, en ce qu'il n'est point applicable à tous
les sujets. Je crois, en effet, que lorsqu'il
s'agit d'administrer le sulfate de fer ainsi que
tout autre remède énergique, il est prudent
de sonder en quelque sorte la susceptibilité
individuelle, en débutant, ainsi que j'ai presque toujours fait, par une dose moindre
que le *maximum*, sauf à la hausser plus ou
moins, selon que le malade supporte le médicament.

Comme c'est ici l'occasion de m'expliquer
sur les précautions que l'emploi du sulfate
de fer exige, je ne puis me dispenser de
développer mon opinion concernant quelques points essentiels sur lesquels les médecins ne sont pas encore généralement
d'accord.

Il est fâcheux que , dans l'établissement
des préceptes relatifs au traitement des fièvres intermittentes , les praticiens n'aient
point voulu se dépouiller de cet esprit d'ex-
clusion qui si souvent compliqua les choses
les plus simples, et empêcha les observa-
teurs de s'entendre sur les faits les plus
incontestables. Ainsi, nous avons vu les uns
considérer les fièvres intermittentes comme
essentiellement gastriques , et employer à
toute outrance la méthode évacuante que
d'autres proscrivoient, parcequ'ils regar-
doient cette même maladie comme essentiellement asthénique ; ceux - ci proscrivoient
sans distinction les toniques, tandis que
d'autres encore, donnant à cette même affection un caractère inflammatoire, avoient
recours à la méthode anti-phlogistique. Quel
est le médecin doué d'un jugement sain , qui
ne convienne que ces divers caractères peuvent se présenter selon les différences que
l'on remarque dans la constitution épidémique comme dans celle individuelle, et pour-
quoi ne vouloir admettre qu'une seule nuance
dans une maladie qui en comporte évidemment plusieurs ?

Toutefois, il faut en convenir ; le plus
                                        grand

grand nombre des fièvres intermittentes est essentiellement asthénique, et dans ces mêmes fièvres, l'état de gastricité ne ressort que comme symptôme. Ce principe concerne très-particulièrement les fièvres automnales ; il frappe, si j'en juge d'après ma propre expérience, les fièvres quartes en général, moins celles tierces, et encore moins celles quotidiennes (1). Mais, que l'on regarde le

---

(1) Pendant que la seconde partie de mon travail étoit à l'impression, je reçus de M. le docteur Vaïdy la lettre suivante :

Paris, le 22 août 1810.

J.-V.-F. Vaïdy, médecin des armées, à M. Marc, médecin à Paris.

« Monsieur et cher Confrère ; avant d'avoir lu votre mémoire sur l'efficacité du sulfate de fer, contre les fièvres intermittentes, j'avois moi-même cherché un fébrifuge dans les productions du sol français. Malgré les succès que j'avois déjà obtenus en 1807 et 1808, de l'emploi de la valériane officinale, (*V.* Journal de médecine, chirurgie, etc., par MM. Corvisart, Leroux et Boyer, novembre 1809), je n'en accueillis pas moins vos observations avec tout l'intérêt qu'elles méritent. Je vis avec infiniment de plaisir que vous enrichissiez la matière médicale d'un nouveau moyen, que la cherté et la sophistication du quinquina rendent encore plus précieux. Je m'empressai de répéter vos

4

caractère gastrique comme symptomatique
ou comme essentiel, il n'en est pas moins

---

expériences, et j'ai observé que le sulfate de fer,
dissous dans de l'eau, pris à la dose d'environ un
scrupule par jour, étoit vraiment efficace dans les
fièvres quartes et tierces ; mais il n'a pas réussi une
seule fois dans les quotidiennes. J'attribue ce défaut
de succès à ce que le fer, qui agit toujours lentement
sur l'organisme animal, n'a point le temps de produire son effet, dans les intervalles des accès quotidiens. Je pense que, dans ce cas, l'addition d'une
teinture aromatique à la solution martiale, pourroit
être avantageuse.

» Je crois avoir remarqué que plusieurs estomacs
supportent difficilement l'usage du sulfate de fer,
surtout quand la dose de ce sel excède un scrupule.
La teinture aromatique remédieroit encore à cet inconvénient.

» A la première occasion où j'aurai des fièvres intermittentes à traiter, je donnerai la sulfate de fer en
bol, uni à la racine de valériane ; je vous en com-
muniquerai les résultats.

» Agréez, Monsieur et cher Confrère, l'assurance
de ma parfaite considération. »

J. V. F. VAIDY.

Quoique je convienne moi-même que le sulfate de
fer réussisse moins dans les fièvres quotidiennes, que
dans celles tierces et quartes, je crois cependant que
des circonstances particulières à l'épidémie observée

vrai que dans les fièvres intermittentes récentes et qui se présentent avec un appareil

par M. Vaidy auront pu contribuer à rendre ce
moyen constamment inefficace dans les premières.
Le sulfate de fer a de suite converti une fièvre
quotidienne en tierce, qui ensuite a cédé au même
médicament. Je vais donner à l'appui de mon assertion, un nouveau fait qui vient de m'être com-
muniqué par M. Lisfranc, élève interne à l'hôpital
Saint-Louis.

« Grenon (Jacques), âgé de vingt-trois ans, né de
parens très-sains, soldat au douzième régiment d'in-
fanterie légère, est entré à l'hôpital, affecté d'un ulcère
atonique siégeant à la partie inférieure et interne de la
jambe gauche : après un mois de séjour, cette solution de continuité marchoit vers une prompte guérison,
et le malade espéroit sortir incessamment, lorsque les
symptômes d'une fièvre bilieuse continue, avec des
redoublemens quotidiens, se sont manifestés presque
tout à coup : alors bouche amère, langue couverte
d'un enduit jaunâtre, nausées, douleurs dans la ré-
gion épigastrique augmentant par la pression, constipation, céphalalgie frontale violente, pouls fort et
développé, peau sèche, sueurs abondantes après l'accès, point d'ictère, point de gêne dans la respira-
tion ; urines épaisses sans sédiment ; douleurs dans
les membres, sommeil fatigant ; point de délire, mo-
rosité, réponses lentes et tardives, etc.

» Nous avons cru que cette fièvre étoit due à l'habi-

saburral, l'émétique devient d'une grande
utilité ; non-seulement il élimine une cause

---

tation , dans un lieu où beaucoup d'individus sont
rassemblés.

» On a administré quinze grains d'ipécacuanha , le
malade a suffisamment vomi ; on a fait prendre pour
boisson l'hydromel, et un léger amendement est sur-
venu ; au quatorzième jour la langue a paru se net-
toyer et s'humecter un peu ; on a eu recours à l'eau de
veau aiguisée avec les tamarins : vers le dix-huitième ,
les accidens sont revenus avec une nouvelle intensité ;
et c'est à cette époque qu'on a employé le *sulfate de
fer* à la dose d'un gros par jour , pris le matin.
L'effet de ce médicament a été prompt : le lendemain, la fièvre a diminué, le redoublement s'est
montré, mais à peine a-t-il été sensible ; le vingt,
les urines ont déposé un sédiment briqueté ; le vingt-
cinq, la langue s'est complétement nettoyée et hu-
mectée ; le trouble général a disparu , et Grenou est
sorti le trente, parfaitement guéri.

» Pendant cette courte convalescence , la cicatri-
sation de l'ulcère s'est achevée. »

Je n'ai pas non plus observé, chez mes malades, que
le sulfate de fer donné au delà d'un scrupule, fati-
guât leur estomac ; il est vrai qu'en leur en faisant
prendre un gros par jour, j'avais soin de diviser cette
dose en quatre parties, qu'ils prenoient par quart, toutes
les deux à trois heures. Au reste , l'avis que donne
M. le docteur Vaidy , d'unir , dans certains cas , le

matérielle d'irritation; mais il imprime en
outre une secousse salutaire au système nerveux. Insiste-t-on davantage sur ce traitement? on obtient un effet tout contraire. On
débilite les voies digestives et l'organisme
général, on en augmente la mobilité nerveuse; et les symptômes gastriques ainsi que
l'apyrexie, loin de céder, se soutiennent ou
se reproduisent avec une nouvelle force. Je
crois en conséquence *que*, *dans les fièvres*
intermittentes récentes avec gastricité, *l'é-*
métique devra précéder l'usage des fébri-
fuges, *et notamment du sulfate de fer; mais*
qu'ils doivent être administrés immédiate-
ment après le premier et seul vomitif.

Il n'en est point ainsi lorsqu'il s'agit de
fièvres intermittentes qui ont eu au delà de
six accès, surtout lorsqu'elles offrent le type
quarte. Ici l'asthénie est déjà trop prononcée
pour qu'on doive espérer quelque avantage
des évacuans. Dans ce cas, le sulfate de fer

---

sulfate de fer aux médicamens aromatiques, est très-
rationnel. On a vu que M. le docteur Lechevrel s'est
très-bien trouvé de cette méthode, que j'ai évité, autant que possible, de suivre dans mes recherches,
afin de les rendre plus concluantes.

peut être donné de suite en prenant les précautions indiquées plus haut. Ces précautions qui, pour répéter mon expression, consistent à sonder la susceptibilité du malade en commençant par une dose moins forte, deviennent surtout utiles, 1°. lorsque le bas-ventre présente un état d'engorgement ; 2°. lorsque l'individu est très-irritable ; 3°. lorsqu'il est sujet à des congestions sanguines vers les parties supérieures ; 4°. lorsque le caractère épidémique est inflammatoire. Je vais éclairer de plus près ces quatre conditions.

Les fièvres intermittentes rebelles décident très-souvent des engorgemens du bas-ventre, et l'on est aujourd'hui assez généralement d'accord que cet état, résultant d'une atonie du système capillaire abdominal, doit être combattu par les toniques. Cette opinion est, comme on sait, bien éloignée de l'ancienne, qui proscrivoit sans restriction, en pareil cas, l'usage de ces médicamens, que l'on accusoit (c'étoit là l'expression vulgaire) d'enfermer le loup dans la bergerie. Si la nouvelle façon de voir est plus physiologique, elle n'est pas tout-à-fait exempte pour cela d'un inconvénient assez grave ; puisqu'elle a

trop rassuré les praticiens sur l'action des
toniques, notamment du quinquina, et leur
a fait souvent confondre les obstructions
avec les engorgemens. Le grand écueil à éviter est, en effet, selon moi, de ne point prendre
les unes pour les autres. « Il est essentiel, dit
le professeur Hildebrand (sur les hémor-
rhoïdes fermées, trad. de l'allemand par C.
C. H. Marc, § 50), de ne point confondre
l'engorgement avec l'obstruction, qui cependant devient souvent une suite du premier.
Les liquides peuvent s'engorger dans les
vaisseaux, c'est-à-dire, s'y mouvoir plus lentement et même s'y arrêter pendant quelque
temps, sans que pour cela ceux-ci soient obstrués. Ils ne le deviennent que lorsqu'ils n'offrent plus aucun passage aux liquides. Les
parties engorgées sont tuméfiées, parceque
la réplétion humorale est une suite de l'engorgement. Les vaisseaux obstrués, au contraire, peuvent perdre de leur extension,
parcequ'ils se fermeront dès que le système
absorbant de l'organe aura humé les parties
liquides qui s'y trouvent renfermées. » Je con-
viens en même temps que rien n'est si difficile comme d'apprécier ces divers états sur
le vivant. Cependant les engorgemens sont

infiniment plus fréquens que les obstructions
qui ne surviennent qu'à la suite des premiers,
dont, à la rigueur, elles ne diffèrent que par le
degré. Elles ne se rencontrent point comme
suites de fièvres intermittentes, sans que la
maladie ait persisté long-temps, ou que
le malade ait été affecté antérieurement de
toute autre cause propre à les produire; d'ailleurs le meilleur moyen de distinguer cet
état réside peut-être dans une thérapeutique
exploratoire sagement conduite. Ainsi je crois
convenable, lorsqu'il se présente un état
maladif du bas ventre qui pourroit faire soupçonner, soit un engorgement, soit une obli-
tération des vaisseaux capillaires, de ne
donner les toniques, et particulièrement le
sulfate de fer, qu'à petite dose d'abord. Il
faudra peu de jours pour s'apercevoir si ce
dernier convient; car dans ce cas, et lors
même qu'on le donne à des doses trop foibles pour supprimer les accès fébriles, on les
fera néanmoins reculer ou changer d'heure,
et on s'apercevra, dans les intervalles apy-
rexiques, d'une amélioration du teint, d'une
tension moindre de l'abdomen et d'une aug-
mentation des forces digestives; et c'est alors
qu'on peut hardiment hausser la dose, afin de

détruire les paroxismes. On conçoit que des conditions opposées excluroient l'usage du médicament, ou du moins démontreroient la nécessité de ne l'employer qu'avec une grande réserve.

L'extrême irritabilité indique encore la même précaution. Si on peut dire, générale-ment parlant, que l'irritabilité s'accroît en raison de la débilité, on conçoit que, chez des individus affectés depuis long-temps de fièvres intermittentes, et dont la foiblesse est générale, il ne seroit pas sans danger de rappeler trop brusquement la fibre à un trop haut degré de contractilité; on détermineroit ainsi un effort au-dessus de ses forces, et qui seroit suivi d'une inertie proportionnée. C'est ainsi que doivent s'expliquer les dévoiemens colliquatifs qui, chez certains individus, suivent l'usage immodéré du quinquina, et que chez eux le sulfate de fer, administré dès le début à haute dose, peut également produire. Enfin, on rencontre, ainsi que j'en ai donné un exemple dans la 18e. observation, des idiosyncrasies qui excluent l'usage du quinquina; il peut donc s'en pré-senter également qui repoussent la sulfate de fer, ou qui du moins ne permettent de l'employer qu'à petite dose.

Les dispositions aux congestions sanguines vers les parties supérieures, et qui se présentent par fois, particulièrement dans la saison du printemps, chez les jeunes et vigoureux sujets atteints de fièvres intermittentes, exigent une certaine prudence lorsqu'on se propose d'administrer le sulfate de fer. On sait que les martiaux accélèrent le mouvement circulatoire et qu'ils décident facilement l'épistaxis ; j'en ai rapporté deux exemples. En conséquence, si chez un sujet pléthorique d'ailleurs il se manifestoit des signes de pléthore locale de la tête ou de la poitrine, il faudroit, tout en employant le sulfate de fer, tâcher au moins de contrebalancer les congestions qu'il pourroit faire craindre, par des irritans dérivatifs appliqués aux extrémités inférieures.

Le caractère inflammatoire dans les fièvres intermittentes a été contesté par plusieurs médecins, et j'avoue n'avoir pas encore eu occasion de le rencontrer. Cependant, lorsqu'on lit les observations de Werlhoff, de Senac, de Selle, de Franck et autres praticiens distingués, on ne peut le révoquer en doute. Récemment encore le professeur de clinique Horn a vu ce caractère se manifester lors de l'épidémie qui régna à Berlin , pendant le printemps de 1809. Le caractère dynamique des fièvres intermittentes peut, selon ce médecin , être sthénique ou asthénique. En effet , plusieurs cas se sont offerts à son observation, dont le caractère approchoit du *synocha* , et qui ressembloient à la fièvre intermittente inflammatoire décrite par Franck. Les signes de l'hypersthénie n'étoient à la vérité ni aussi intenses ni aussi distincts que dans le *synocha* continu ; mais ils l'étoient cependant assez pour ne pas s'y tromper. Comme l'hypersthénie n'étoit point portée à un degré qui indiquât la saignée, M. Horn s'en tint aux nauséabonds , aux émétiques et aux purgatifs considérés comme affoiblissans. Ils furent administrés pendant deux à trois jours , même pendant huit jours chez les sujets les plus robustes , et remplacés par le quinquina lorsqu'au bout de ce temps les accès n'avoient point cessé.

Je rapporte ce traitement d'un des plus célèbres médecins cliniques actuels de l'Allemagne , pour faire de nouveau sentir combien il importe de bannir de la médecine pratique toute méthode exclusive. Ainsi le sulfate de fer et le quina seront donc également nui-

siblés dans le cas qui précède , à moins qu'on
ne songe à combattre préalablement le caractère inflammatoire, soit par les évacuans, soit
par la saignée, etc.; encore doit-on , après
ces précautions, graduer les doses du fébrifuge , afin de ne pas rappeler la diathèse inflammatoire.

*Le sulfate de fer peut être avantageuse-
ment combiné aux amers fébrifuges et aux
opiacés.*

Les observations n°s. 18 et 19 semblent
venir à l'appui de cette assertion, quoiqu'en
combinant ce sel métallique aux substances
amères il s'en décompose évidemment une
partie. Il est même possible que , dans le peu
de cas où le sulfate de fer ne supprime point
les accès, on atteigne ce but en l'alliant à
une très-petite dose de quina, et *vice versâ.*
Son union aux opiacés devra nécessairement
présenter des avantages chez les sujets nerveux ou disposés à des flux de ventre affoiblissans.

*Le sulfate de fer doit être donné encore
pendant quelque temps après la cessation
des accès, si on veut éviter les rechutes.*

Ici ce sel métallique rentre entièrement
dans la cathégorie de l'écorce du Pérou :

ce corollaire n'a donc besoin d'aucun com-
mentaire.

Dans mon premier Mémoire sur le traitement des fièvres intermittentes, j'ai de-
mandé si le sulfate de fer, combiné aux ex-
citans diffusibles, pourroit devenir utile dans
les fièvres intermittentes ataxiques? Je re-
nouvelle encore cette question, et je prie
les praticiens de diriger surtout leur attention vers les combinaisons du fer, en
général, avec les divers éthers, notamment
avec les éthers sulfurique et muriatique.

Peut-être seroit-ce ici l'occasion de tirer
de l'oubli la fameuse teinture nervine de Bestu
cheff, qui n'est autre chose que l'éther martial.

La combinaison du fer avec l'acide sulfurique contribue-t-elle à cette sorte de spé-
cificité du sulfate de fer contre les fièvres intermittentes? Je serois d'autant plus tenté de
le soupçonner, que les acides minéraux en
général, et notamment l'acide sulfurique,
avaient déjà été recommandés par quelques
praticiens contre les fièvres d'accès. Quoi qu'il
en soit, je me suis contenté de borner mes
essais à la combinaison que j'ai indiquée
comme la moins coûteuse et la plus facile à
se procurer. Je laisse à d'autres, et particulièrement aux médecins des Hôpitaux, à es-

sayer les dissolutions de fer dans les différens autres acides minéraux ou végétaux.

Je ne pousserai pas plus loin mes réflexions, puisqu'elles suffisent pour prouver que je ne considère point mon moyen comme devant être rigoureusement employé dans tous les cas, ce qui n'est vrai d'aucun médicament, pour la guérison d'une maladie quelconque : une pareille prétention n'appartiendroit qu'à l'ignorance et au charlatanisme.

Toutefois, je crois aujourd'hui que le sulfate de fer peut être placé parmi les fébrifuges sur la même ligne que le quinquina. Je le répète, je me suis dépouillé de toute espèce d'enthousiasme, et n'ai eu pour but que le soulagement de mes semblables, de ceux surtout à qui leur fortune ne permet point de prétendre à un médicament aussi cher que l'écorce du Pérou ; aussi ma plus douce récompense sera-t-elle d'obtenir le suffrage de mes confrères éclairés, et de voir adopter l'emploi d'une substance que l'on trouve en tous lieux, et que son bas prix met à la fois à l'abri des sophisticateurs et à la portée de tout le monde.

De l'Imprimerie de Madame Ve DUMINIL-LESUEUR, rue de la Harpe, No. 78.

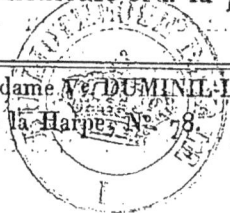

ITARD.

HYGIÈNE
DOMESTIQUE.

TOME I ET II.

www.ingramcontent.com/pod-product-compliance
Lightning Source LLC
Chambersburg PA
CBHW070910210326
41521CB00010B/2128